DE

LA CONSTIPATION

DANS QUELQUES MALADIES DE L'APPAREIL GÉNITO-URINAIRE

ET

DE SON TRAITEMENT

PAR LES EAUX D'AULUS

PAR

LE Dr FIQUET,

Médecin consultant aux Eaux d'Aulus.

PARIS

V. ADRIEN DELAHAYE ET Ce, LIBRAIRES-ÉDITEURS,

PLACE DE L'ECOLE-DE-MEDECINE

1877

DE

LA CONSTIPATION

DANS QUELQUES MALADIES DE L'APPAREIL GÉNITO-URINAIRE

ET

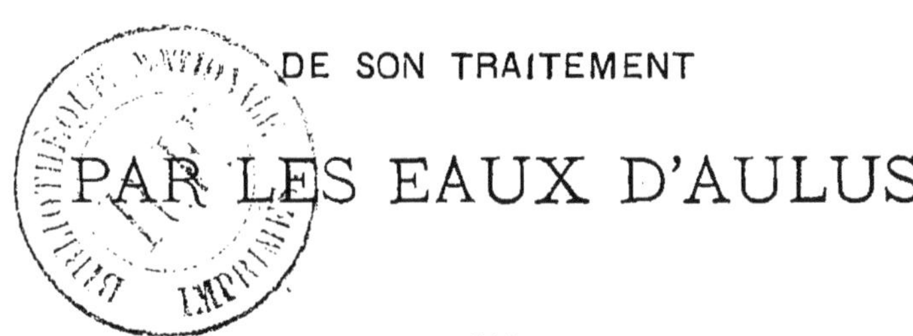

DE SON TRAITEMENT

PAR LES EAUX D'AULUS

PAR

LE Dr FIQUET

Médecin consultant aux Eaux d'Aulus.

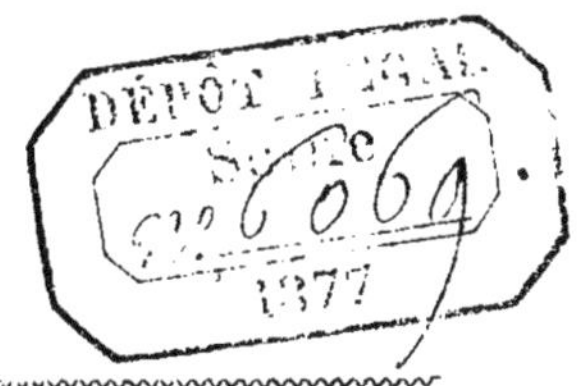

PARIS

V. ADRIEN DELAHAYE ET Ce, LIBRAIRES-ÉDITEURS,

PLACE DE L'ECOLE-DE-MEDECINE

1877

DE LA CONSTIPATION

Dans quelques Maladies de l'Appareil génito-urinaire

ET

DE SON TRAITEMENT

PAR LES EAUX D'AULUS

INTRODUCTION.

La constipation fut longtemps considérée par les auteurs anciens comme entité morbide.

La saine et rigoureuse interprétation des phénomènes qui la caractérisent, les déductions de la physiologie normale et pathologique, enfin les découvertes modernes de la pathogénie générale ne permettent plus de lui conserver ce rang. Dans aucun cas, la constipation ne saurait constituer une affection idiopathique, une maladie : elle rentre dans le cadre symptômatique d'états morbides très-divers. Examinée sous le seul point de vue qui lui appartient, l'étude de la constipation ne saurait perdre cependant de son importance. La fréquence de ce symptôme, la multiplicité de ses causes, la

gravité des complications qu'il traîne à sa suite
lui feront toujours réserver en pathologie une place
à part. Symptôme très-commun des affections du
cerveau et de la moelle épinière, la constipation joue
un rôle marqué dans la plupart des maladies du tube
digestif et de ses annexes : elle se montre encore
fréquemment dans les affections du péritoine et
dans d'autres maladies abdominales, telles que la
pérityphlite, le phlegmon de la fosse iliaque, la ré·
plétion exagérée dans le système de la veine porte.
En outre, le même phénomène se manifeste forcément dans tous les cas où il existe un obstacle mécanique, s'opposant au passage des matières fécales,
que cet obstacle siége dans l'intestin, dans l'épaisseur de ses parois ou en dehors d'elles.

Par le rapide exposé que nous venons de tracer,
on voit sans peine l'importance pathogénique de la
constipation et l'on comprend volontiers que les
nombreux auteurs qui ont écrit sur ce sujet aient
surtout insisté sur ce qu'on pourrait appeler les
causes immédiates de ce phénomène. Ces dernières
résident pour la plupart dans une altération des sécrétions gastriques et intestinales ou dans une
lésion de l'intestin lui même. Dans d'autres cas, la
constipation relève d'une origine moins directe, en
ce sens que la cause productrice siége en dehors du
tube digestif. Dans ce groupe étiologique doit être
comprise la longue série des affections des voies
génito-urinaires. Cette cause, importante à plus d'un
titre, a été jusqu'ici peu étudiée. Les mémoires de
Colon, Dance, Hamon, Novaës et Berveille, quoique

présentant des faits intéressants à connaître, ne renferment que de vagues indications sur la constipation liée à une lésion des organes génito-urinaires. Les savantes monographies de MM. Villemin (*Dictionnaire encyclopédique des sciences médicales*) et Martineau (*Dictionnaire de médecine et chirurgie pratiques*) se contentent de signaler la possibilité de cette cause pathogénique.

Dans la pathologie de l'appareil génito-urinaire de l'homme, la constipation est simplement citée comme symptôme fréquent. Il en est de même chez la femme : Lebariller, Nonat, Courty, Churchill, dans leurs traités sur les maladies de l'utérus, ne pouvaient manquer de signaler cette complication habituelle. Quoi qu'il en soit, l'absence de mémoires spéciaux d'une part, de l'autre, les quelques indications que l'on rencontre disséminées dans les auteurs, démontrent que l'on a peu envisagé la constipation dans ses rapports avec les maladies des voies génito-urinaires. Cet oubli nous a paru regrettable et nous avons pensé qu'il serait intéressant, sinon utile, d'étudier la question à ce point de vue. La corrélation anatomique et physiologique qui existe entre les organes urinaires et génitaux, contenus dans le petit bassin et la partie terminale du tube digestif, nous faisait déjà pressentir une connexité pathologique non moins importante.

Notre but n'est pas de signaler et de décrire de nouveaux caractères à un symptôme parfaitement connu. Que la constipation se montre dans le cours d'une maladie des voies urinaires ou digestives, elle est et reste toujours la constipation, reconnaissable aux mêmes caractères dans l'un et l'autre cas.

Ce que j'ai voulu, c'est prouver par des raisons anatomiques et physiologiques, l'action des lésions des voies urinaires ou génitales sur la production de ce phénomène.

Nous verrons également que si, dans cet ordre d'idées, la constipation est le plus souvent un effet de l'affection génito-urinaire, dans d'autres cas, elle en devient cause efficiente ou tout au moins occasionnelle chez les individus prédisposés. Nous montrerons enfin sa valeur pronostique tant au point de vue de la maladie qui lui a donné naissance que des complications qu'elle comporte par elle-même.

En résumé, après avoir rappelé brièvement quelques notions préliminaires d'anatomie et de physiologie, nous diviserons notre travail en trois parties. Dans la première, j'étudierai la constipation dépendante d'une lésion des organes génito-urinaires, considérée chez l'homme et chez la femme. La seconde partie comprendra : 1° L'étude des cas nombreux dans lesquels la surdistension de l'intestin par les matières fécales donne elle même naissance à une affection soit génitale, soit des organes urinaires ; 2° les complications et la valeur pronostique de la constipation. Dans le troisième chapitre, j'insisterai sur une variété de traitement dont j'ai retiré d'excellents effets et que je crois appelé à un succès légitime.

NOTIONS PRÉLIMINAIRES D'ANATOMIE.

Avant d'aborder la partie clinique de notre sujet, il est utile de rappeler les connexions anatomiques qui existent entre le rectum d'une part et l'appareil genito-urinaire, renfermé dans l'excavation pelvienne. La structure intime des tissus, important peu à notre étude, nous nous bornerons à signaler les rapports que le rectum présente à ses divers états de vacuité et de distension avec les organes urinaires et ceux de la génération.

Le rectum, dernière portion du gros intestin, s'étend de l'S iliaque à l'anus. Il est aux matières fécales ce que la vessie est à l'urine, un réservoir. Appliqué au devant du sacrum et du coccyx, il mesure une longueur moyenne de 20 centimètres. A sa partie inférieure, immédiatement au-dessus du sphincter, il présente un renflement, l'ampoule rectale qui, par l'accumulation des matières fécales, peut prendre un développement considérable. Le calibre du rectum est d'ailleurs variable, suivant la hauteur que l'on considère. De plus, à l'état de vacuité, les parois sont plus ou moins appliquées l'une contre l'autre, et la cavité rectale devient purement virtuelle par suite de la pression excentrique des organes contenus dans le petit bassin. Distendu, le rectum peut mesurer d'après M. G. Simon, vingt-quatre centimètres de circonférence dans sa partie inférieure ; supérieurement, au niveau de l'insertion du méso-rectum, le calibre ne dépasserait pas quinze centimètres. D'après Sappey, la circonférence de l'ampoule rectale aurait atteint dans un cas de paralysie du gros intestin les dimensions énormes de trente-quatre centimètres.

Pour faciliter l'étude des rapports importants du rectum avec les organes voisins, on a l'habitude de lui considérer trois portions. La première, toujours recouverte par le péritoine, présente, à l'état de vacuité, avec les parties les plus déclives de l'intestin grêle des rapports non immédiats. Mais, dans l'état de distension de la vessie chez l'homme, les anses intestinales sont refoulées dans la cavité abdominale et le réservoir urinaire se trouve par sa face postérieure en rapport médiat avec la paroi antérieure du rectum. Il en est de même dans les cas de surdistension du rectum. Chez la femme, la vessie n'a pas de rapports avec le rectum : la paroi antérieure du rectum est appliquée médiatement contre le face postérieure de l'utérus dans le cas de distension de l'un ou l'autre organe.

La seconde portion présente une longueur d'environ 13 centimètres : constituée en grande partie par l'ampoule rectale, elle est recouverte dans son quart supérieur par le péritoine qui forme un cul de sac. Au-dessous du cul de sac, le rectum se trouve en contact avec les vésicules seminales et les canaux déférents sur les parties latérales et, sur la ligne médiane, avec le bas-fond de la vessie dont le sépare cependant l'aponévrose prostato-péritonéale de Denonvilliers, portion moyenne du plan musculaire à fibres lisses, se dédoublant la-téralement pour embrasser les vésicules séminales et leur former une gaîne contractile. Dans l'épaisseur des deux feuillets qui constituent ce plan musculaire sur la ligne médiane, rampent d'assez nombreux vaisseaux. Les rapports des vésicules séminales varient, du reste, suivant que la vessie est vide ou distendue par l'urine. Dans le premier cas, elles s'écartent beaucoup par leur fond et se déjettent vers les parties latérales, laissant entre elles un intervalle plus considérable qui augmente l'étendue des rapports de la face intérieure du rectum avec le bas-fond de la vessie.

A l'état de distension, les vésicules séminales et les canaux déférents se rapprochent de la ligne médiane et tendent à s'accoler par leur bord interne. Ce rapprochement est la conséquence de l'élévation du cul de sac péritonéal, déterminée par la distension de la vessie. En effet, l'aponévrose prostato-péritonéale, qui réunit les vésicules séminales, s'insère en haut à ce cul de sac et se trouve ainsi tendue verticalement par l'élévation de ce dernier ; il en résulte un rapprochement de ses bords latéraux qui entraîne celui des vésicules séminales.

Lorsque la vessie est vide, les vésicules séminales écartées par leur extrémité supérieure n'en restent pas moins accolées aux parties latérales du rectum qu'elles n'abandonnent jamais.

« En avant et au-dessous des vésicules séminales,
« la face inférieure de la prostate se trouve en con-
« tact avec la face antérieure de la seconde portion

« du rectum par l'intermédiaire d'un tissu cellulaire
« fin dans lequel ne s'accumule jamais de graisse.
« Sur les parties latérales de la prostate, on trouve
« des plexus veineux dont le développement est en
« raison de l'âge du sujet.

« Chez la femme, la paroi inférieure du vagin
« remplace la prostate et le bas-fond de la vessie,
« dans ses rapports avec la partie inférieure de la
« portion moyenne du rectum. » (Delens, *anat. du
rectum*, Dict. Dechambre.) Un tissu cellulaire lâ-
che unit entre elles les deux parois rectale et vaginale. Supérieurement le rectum répond en avant
par l'intermédiaire du cul-de-sac péritonéal soit
aux circonvolutions les plus déclives de l'intestin grêle, soit à la face postérieure de l'utérus
distendu.

La troisième portion du rectum mesure à peine
deux ou trois centimètres. Elle correspond, chez
l'homme par sa partie antérieure et supérieure, avec
le sommet de la prostate et la portion membraneuse
de l'urèthre ; de là, elle se dirige en bas et en arrière
pour se terminer à l'anus. Chez la femme, les deux
parois vaginale et rectale se juxtaposent et s'ac-
colent pour former la cloison recto-vaginale. L'u-
nion de ces deux lames se fait principalement par
l'intermédiaire des fibres longitudinales du rectum
et par l'entrecroisement des fibres du sphincter
externe de l'anus et du constricteur de la vulve.

En arrière , le rectum, dans l'un et l'autre sexe,
repose dans toute son étendue sur le sacrum et la
concavité sacro-coccygienne. L'artère et la veine

mésentériques inférieures, renfermées dans l'épaisseur du méso-rectum, le plexus mésentérique inférieur, un peu de tissu cellulo-graisseux et quelques ganglions lymphatiques séparent sa paroi postérieure de l'os.

Les artères principales du rectum sont les hémorrhoïdales supérieures qui naissent de la mésentérique inférieure : elles enlacent cet organe dans un véritable réseau. Les hémorrhoïdales moyennes, branches de l'hypogastrique, quoique destinées aux vésicules séminales et à la prostate, fournissent un certain nombre de divisions au rectum. Les hémorrhoïdales inférieures ne se distribuent qu'au sphincter et à l'anus. En outre, ces artères de diverse origine s'anastomosent fréquemment avec les artères propres du rectum et établissent ainsi de nombreux points de communication entre l'hypogastrique et la mésentérique.

Quant aux veines, toutes vont se jeter dans la mésentérique inférieure. Ce sont les rameaux d'origine de la veine porte.

Elles s'anastomosent également entre elles et établissent ainsi le lien de communication entre le système de la veine porte et celui de la veine cave inférieure.

Les nerfs viennent du plexus mésentérique inférieur et du plexus hypogastrique. Quelques branches proviennent des troisième, quatrième et cinquième paires sacrées et parviennent jusqu'au rectum, après s'être entremêlées avec les plexus hypogastriques.

Je rappellerai enfin que les artères hémorrhoïdales moyennes se distribuent à la face postérieure et au bas fond de la vessie, ainsi qu'aux vésicules séminales et à la prostate : que de plus, les veines qui les accompagnent se réunissent pour former sur les côtés de cette glande et autour du col de la vessie un plexus veineux des plus riches dit vésico-prostatique. Indépendamment des anastomoses qui existent entre ce réseau veineux et les rameaux d'origine de la veine porte, d'autres peuvent s'établir par le fait de l'existence d'une veine hémorrhoïdale moyenne qui se montrerait dans des circonstances déterminées. M. Sappey « nous apprend en « effet que les artères hémorrhoïdales moyennes « n'ont pas de veines qui leur correspondent lors- « qu'elles se terminent exclusivement dans le rec- « tum. Mais si elles se terminent en partie dans cet « organe, en partie dans les vésicules séminales et « la prostate, ou le vagin, elles sont alors accompa- « gnées par une veine qui tire son origine des or- « ganes voisins du rectum et non du rectum lui- « même. » (*Traité d'anatomie descriptive*).

Ce vaisseau ramènerait donc en partie le sang veineux de ces organes et irait le déverser soit dans les veines hémorrhoïdales supérieures, soit dans la mésentérique inférieure.

Les détails dans lesquels nous avons été obligés d'entrer, en présentant les rapports du rectum avec l'appareil génito-urinaire, nous permettront de saisir plus complètement le mécanisme de certaines varié-tés de constipation. On comprend en effet que de la distension de la vessie, ou d'une augmentation de volume de la prostate, des vésicules séminales, de l'utérus ou du vagin devra résulter une pression excentrique, qui se fera sentir sur la paroi antérieure du rectum et aura pour effet de diminuer le calibre de ce conduit. De même, auront leur contre-coup sur le rectum et réciproquement, les modifications qui, par suite de lésions diverses, peuvent survenir dans la circulation en retour dans les organes pelviens de l'appareil génito-urinaire.

PHYSIOLOGIE.

Au point de vue physiologique, le rôle du rectum est double : il sert de réservoir aux matières fécales et devient ensuite le principal agent de leur expulsion. Le bol alimentaire ne parcourt progressivement le tube digestif, que grâce à l'action du pneumogastrique et du grand sympathique, qui commandent les secrétions gasrtiques et intestinales. Les glandes annexes de l'appareil digestif, foie et pancréas, sont soumises à la même influence nerveuse, de même que les contractions antipéristaltiques de l'intestin. Il ressort, en outre, des expériences physiologiques du professeur Germain Sée, que l'apport régulier et continu du sang de l'aorte abdominale ou de ses divisions est d'une nécessité absolue pour régulariser l'action du système nerveux sur le travail fonctionnel de l'intestin. De ces démonstrations physiologiques découle au point de vue de la pathologie du tube digestif la conclusion suivante, à savoir : que tout trouble apporté à la circulation de l'intestin sera suivi d'une modification correspondante dans l'action du système nerveux sur ce même organe, et par conséquent d'altérations diverses dans les secrétions glandulaires et la contractilité de ses parois. Nous pouvons donc, au point de vue particulier qui nous occupe, prévoir déjà que toute altération dans la circulation du sang des artères hémorrhoïdales supérieures et moyennes, entraînera dans les organes, auxquels elles se distribuent, des modifications correspondantes. Une sécrétion moins abondante des glandes du rectum amènera une sécheresse relative des parois ; d'où difficulté plus grande pour le glissement du résidu fécal, et par suite constipation. De même pour les lésions diverses qui peuvent survenir chez l'homme dans le système veineux de la prostate, du bas-fond et du col de la vessie, des vésicules séminales et des canaux déférents ; chez la femme, dans les veines de l'utérus et du vagin : toutes ces lésions auront leurs similaires dans le réseau veineux du rectum, grâce aux rapports de contiguïté des organes et aux anastomoses nombreuses qui unissent les origines de la veine porte avec les dépendances de la veine cave. Nous avons vu, en effet, que ce lien de communication avait lieu surtout par les veines hémorrhoïdales inférieures qui vont se jeter dans la petite mésaraïque, et par la veine hémorrhoïdale moyenne lorsqu'elle existe.

Ainsi donc, lorsque, dans les organes de l'appareil génito-urinaire en rapport avec la paroi rectale, il survient un trouble de la circulation artérielle ou veineuse, la physiologie nous indique qu'un trouble analogue doit se manifester dans le réseau vasculaire du rectum et que ce trouble est le plus souvent caractérisé par la rétention des matières fécales ou constipation.

Parvenu dans le gros intestin, le bol alimentaire prend le nom de fèces. Il arrive dans le rectum, résidu stercoral — composé de mucus intestinal, de parties végétales indigérées et indigestibles, et de bile, dont l'action spéciale sur les fibres de la vie végétative est d'une si grande utilité.

L'existence à l'extrémité inférieure du rectum de deux muscles circulaires, les sphincters, l'un à fibres lisses, l'autre à fibres striées, leur état de tension permanente, démontrent que la sortie des matières fécales ne peut se faire sans une résistance à vaincre, sans un effort. D'un autre côté, la présence au-dessus du sphincter de la dilatation qui constitue l'ampoule rectale et l'absence de séreuse péritonéale sur le rectum dans une étendue de 8 à 9 centimètres à partir de l'anus, permettant, par suite, son développement excentrique, indiquent d'une façon bien claire le rôle de réservoir fécal, assigné à la dernière partie du gros intestin.

Accumulées dans le rectum, les matières stercorales ne sont expulsées qu'à la suite d'un effort. Les forces mises en jeu pour vaincre la résistance des sphincters sont nombreuses. A l'action spéciale du releveur de l'anus, vient s'ajouter celle du rectum lui-même qui, suffisamment excité, entre en contraction par ses fibres longitudinales et circulaires. Cette action peut être complétée, si besoin est, par la pression concentrique qu'exercent sur tous les viscères contenus dans les cavités abdominale et pelvienne, les muscles abdominaux et le diaphragme. Les forces propres du rectum sont les plus faciles et les plus communes à s'altérer, et dans la question qui nous occupe, elles doivent être spécialement étudiées. On comprend, en effet, que tout obstacle, susceptible d'exercer une pression mécanique sur la partie inférieure de l'ampoule rectale, contribuera à augmenter la puissance de résistance des sphincters.

Les parois du rectum, par suite de leur structure anatomique et des rapports qu'elles présentent avec des organes de nature très-compressibles, se distendront de plus en plus. Cette surdistension même passagère ne peut s'obtenir qu'au détriment des fibres circulaires et longitudinales du rectum dont la puissance de contractilité ira s'amoindrissant. Atonie et relâchement de la paroi rectale par suite de tension exagérée ou trop fréquente des fibres musculaires, telle est, le plus souvent, la cause vraie et unique de bien des constipations. Chez les personnes trop préoccupées des travaux de l'esprit ou trop esclaves de certaines convenances sociales, l'habitude d'aller à la garde-robe à l'heure du besoin, se perd peu à peu : la sensation du besoin disparaît, elle aussi, et la rétention du résidu fécal entraîne la dilatation exagérée de l'ampoule rectale. Ce n'est pas tant la sensibilité de la muqueuse qui s'émousse, mais bien la fibre musculaire qui, surmenée, se fatigue et s'amollit. Le rectum ne se contracte que peu ou point, et la constipation s'établit. L'abus des lavements émollients, qu'ils soient froids ou tièdes, produit le même résultat par le même mécanisme. L'obstacle mécanique, siégeant dans l'un quelconque des organes de l'appareil génito-urinaire en rapport avec l'intestin, ne saurait être cependant la seule cause amenant la surdistension de l'ampoule rectale, et par suite la constipation. L'atonie de la paroi du rectum peut également survenir toutes les fois qu'il existe une altération dans les organes plus ou moins voisins, et qui cependant n'affectent avec lui aucune relation directe. *C'est ainsi qu'on l'observe dans l'inflammation du testicule, retenu dans le canal inguinal, dans les hernies de l'ovaire, de la vessie, dans l'inflammation d'une foule de tumeurs de l'aine* (Henrot, thèse).

Aux causes de constipation dues à un obstacle mécanique, siégeant dans l'appareil génito-urinaire voisin du rectum, il convient d'ajouter toutes les altérations pathologiques survenant dans ces mêmes organes. Ces lésions diverses de la vessie, de la prostate, des vésicules séminales, des canaux déférents, de l'utérus et du vagin provoquent du côté du rectum des phénomènes analogues et une même conséquence : la constipation. Il n'y a pas là qu'une simple coïncidence, mais bien raison physiologique, comme nous l'avons d'ailleurs indiqué plus haut.

DES LÉSIONS GÉNITO-URINAIRES CAUSES DE CONSTIPATION.

Rareté des évacuations alvines, dureté des matières fécales et difficulté plus ou moins grande d'expulsion, tels sont les caractères principaux appartenant en propre à la constipation. Quelque variée que soit la cause qui donne naissance à ce phénomène, il ne saurait être modifié dans sa manière d'être. Lorsque ce symptôme se montre dans le cours d'une affection de l'appareil génito-urinaire, il présente les mêmes allures que lorsqu'il est lié à une lésion gastrique ou intestinale. C'est donc au point de vue pathogénique surtout que la constipation de cause génito-urinaire est intéressante à étudier. Toutes les affections de l'appareil génito-urinaire, ne lui donnent pas naissance avec la même facilité et le mécanisme n'est pas non plus toujours le même. Les réserves que nous avons apportées dans le titre de notre travail et les considérations anatomiques sur lesquelles nous avons insisté, laissent déjà entrevoir que nous avons plus particulièrement désigné les lésions, siégeant dans les organes en rapport de contiguïté avec le rectum. Ce sont donc les différentes affections de la vessie, de la prostate, des vésicules séminales, de l'utérus et du vagin qu'il faut rapidement passer en revue et examiner dans leurs connexions pathologiques avec la fin du tube digestif. De l'étude anatomique et physiologique du rectum, que nous avons surtout envisagée au point de vue du rôle fonctionnel qui lui revient, il résulte : que la constipation s'établit, tantôt par des troubles apportés à la circulation du petit bassin, altérant la contractilité ou la sensibilité du rectum et les secrétions glandulaires, tantôt par la compression des organes voisins et le plus souvent par les deux causes réunies. Dans les maladies des voies génito-urinaires, c'est le mode pathogénique le plus ordinaire de la constipation, et nous avons déjà dans les considérations générales assez indiqué les raisons de cette complication pour qu'il soit nécessaire de donner de plus longs développements à propos de chaque lésion en particulier.

Lésions vésicales. — Parmi les maladies de la vessie, susceptibles de réagir sur le rectum, nous devons tout d'abord signaler celles dans lesquelles l'élément inflammatoire joue le premier rôle. Dans la cystite aiguë, en effet, on observe en même temps que les troubles urinaires, du ténesme et des épreintes à l'anus. La constipation s'établit peu à peu : le toucher rectal est très-douloureux, et lorsque l'inflammation siége sur la paroi postéro-inférieure de la vessie, ce dernier symptôme est nettement accusé et il s'y joint l'impossibilité d'aller à la garde-robe. En outre, la permanence de la fluxion détermine un accroissement de volume des parois vésicales et un développement presque variqueux des vaisseaux qui les parcourent. Par suite de cette hypertrophie musculaire, la vessie peut grandir outre mesure, et la surdistension vésicale vient ajouter son action mécanique aux troubles circulatoires déjà suffisants pour produire la constipation.

La cystite chronique et le catarrhe de la vessie présentent également, comme lésions anatomo-pathologiques, une hypertrophie considérable de la tunique musculaire et la dilatation variqueuse des vaisseaux qui produisent du côté du rectum les mêmes troubles fonctionnels.

Dans la paralysie de la vessie, les fibres musculaires de cet organe, ne recevant plus l'influence nerveuse ou étant insuffisamment excitées, ont une puissance de contraction moindre ; le liquide, ne pouvant plus être chassé, s'accumule dans le réservoir urinaire et le distend considérablement. La paralysie vésicale a donc pour conséquences la rétention d'urine, la surdistension de la vessie et par suite la constipation due à la compression du rectum.

La parésie et l'atonie vésicale présentent les symptômes affaiblis de la paralysie, et comme cette dernière elles donnent également naissance à la constipation.

Toutes les causes susceptibles de provoquer la rétention d'urine (rétrécissement de l'urèthre, dilatations variqueuses du col, tumeurs de la prostate, névralgie du col, corps étrangers engagés dans l'urèthreagissent par contre-coup sur le rectum et produisent la constipation par un mécanisme analogue. La présence de calculs dans la vessie et la stagnation urineuse sont des causes permanentes d'irritation, par conséquent de cystite avec toutes ses conséquences.

Lésions prostatiques. — L'action des maladies de la prostate sur le rectum est encore plus manifeste que celle des affections vésicales. La structure intime de cette glande, les nombreux plexus qui l'entourent, sa position à l'union de l'appareil génital et de l'appareil urinaire et au devant du rectum, en font un organe essentiellement propre à l'engorgement et à la turgescence. Il agit sur la pathologie du rectum non seulement par les troubles circulatoires qu'il peut présenter, mais encore en comprimant mécaniquement sa paroi antérieure.

Dans la prostatite aiguë la douleur rectale est un symptôme presque obligé : il existe, il est vrai, des besoins pressants d'aller à la garde-robe, mais la constipation persiste et la défécation n'a lieu qu'au prix de douleurs atroces, inspirant au malade une sorte de terreur.

La prostatite chronique, les abcès de la prostate son hypertrophie entraînent souvent du côté du rectum des troubles divers dont le plus fréquent est la constipation.

On a dit que les vieillards étaient presque tous constipés et on a cherché à expliquer ce phénomène par l'atonie de l'intestin. Sans repousser complètement cette opinion, il nous semble qu'il faut tenir compte de l'influence des maladies génito-urinaires et que bien des constipations, dont on cherche loin la cause, peuvent très-bien s'expliquer par l'existence d'un catarrhe vésical, d'une hypertrophie de la prostate ou de toute autre lésion génito-urinaire.

Les vésicules séminales participent parfois aux inflammations des organes voisins (canal déférent, prostate, urèthre) et si le plus souvent la constipation est une cause de spermatorrhée, par suite de la pression exercée par les matières fécales, il est cependant permis de penser que, dans les cas d'inflammation des vésicules séminales, la défécation devenant douloureuse et difficile, le malade résistera au besoin et un certain degré de constipation s'établira.

Chez la femme, la pathologie de l'appareil génito-urinaire joue un rôle prépondérant et les affections si nombreuses de l'utérus, du col et du vagin exercent une influence marquée sur le rôle fonctionnel du rectum. De plus, à l'époque menstruelle, les organes génitaux, la matrice, les ovaires, sont le siége d'une circulation plus active, plus abondante. Tous les vaisseaux de la cavité pelvienne participent à cette congestion active et le rectum en subit également l'influence. Ainsi peut s'expliquer cet état de constipation habituelle que l'on a plus particulièrement signalé chez la femme et qu'on attribue en général à ses habitudes sédentaires et à l'oubli volontaire ou non du besoin.

Affections de l'utérus. — L'hyperémie et la congestion utérines s'accompagnent fréquemment d'irradiations douloureuses vers le rectum et la constipation est un symptôme habituel qu'il est important de combattre.

La constipation et les troubles dyspeptiques qu'elle entraîne s'observent aussi dans les cas de métrite externe ; elle est cependant plus opiniâtre et presque inévitable chez les femmes atteintes de métrite interne. Dans ce dernier cas, le rectum est parfois atteint d'inertie paralytique et l'utérus en rétroversion apporte un obstacle mécanique à l'expulsion des matières fécales. Dans l'acte de la défécation, les malades éprouvent parfois des douleurs excessives, provoquées par les efforts qu'elles font et par le frottement des matières durcies contre l'utérus déplacé. Cette constipation opiniâtre devient la source d'hémorrhoïdes ou de fissures anales qui contribuent à augmenter les douleurs pendant la défécation. (Nonat, *Traité des maladies de l'utérus.*)

Dans l'allongement hypertrophique du col de l'utérus, la constipation est habituelle, les garde-robes sont fort douloureuses et souvent accompagnées d'épreintes anales. Il en est de même dans l'hypertrophie du corps.

Les corps fibreux, les polypes et les môles de l'utérus produisent les mêmes effets, soit par une action mécanique, soit en favorisant les troubles circulatoires.

Phénomène obligé dans la rétroversion utérine, la constipation se montre très-fréquemment pendant la grossesse, et, dans les deux cas, elle relève d'une cause mécanique.

———————

DE LA CONSTIPATION, CAUSE DE LÉSION GENITO-URINAIRE.

Dans le chapitre précédent, nous avons passé en revue les principales affections de l'appareil génito-urinaire qui peuvent donner naissance à la constipation. La surdistension du rectum peut elle aussi provoquer un certain nombre de lésions, qui s'expliquent par les mêmes connexions pathologiques.

C'est ainsi que Nonat range la constipation habituelle parmi les causes efficientes de la vaginite simple.

La rectocèle vaginale peut être provoquée par l'accumulation des matières fécales dans le rectum, lorsque déjà il existe un défaut de tonicité des tissus. La constipation, ayant pour effet de porter obstacle à la circulation des organes pelviens, et de ralentir ou de gêner le retour du sang veineux des extrémités inférieures vers le centre circulatoire, favorise la fluxion et la congestion utérines, et, par les altérations diverses apportées dans les organes de sécrétion, donne naissance à la leucorrhée utérine et vaginale, provoque ou entretient l'inflammation de l'utérus. La distension excessive et prolongée du rectum peut enfin déterminer des déviations ou des déplacements de la matrice.

La dysurie, le catarrhe vésical, la spermatorrhée, dit M. Martineau, sont souvent des accidents de la constipation, et il suffit de faire cesser celle-ci pour voir ces phénomènes morbides disparaître. La surdistension rectale prolongée entraîne forcément la parésie vésicale, la prostatite subaiguë, la prostatorrhée, la stagnation urineuse, et peut-être même, à la longue, l'hypertrophie de la prostate. Le catarrhe vésical guérit d'autant plus vite que le malade est moins constipé : il en est de même pour la blennorrhagie et la blennorrhée.

COMPLICATIONS ET VALEUR PRONOSTIQUE.

La rétention des matières fécales dans le rectum, dit Chomel, a des conséquences plus ou moins graves, selon qu'elle est plus ou moins prolongée. Perte d'appétit, tympanisme, borborygmes, douleurs lombaires, sentiment de tension et de pesanteur à l'anus, tels sont les premiers effets produits. A ces phénomènes se joignent bientôt une douleur gravative de la tête, la rougeur passagère ou habituelle de la face, l'inaptitude au travail intellectuel, les étourdissements, la somnolence. Par l'exploration du ventre, on sent à travers les parois abdominales, et particulièrement dans la fosse iliaque gauche, une ou plusieurs tumeurs arrondies, cylindriques, qui sont dues à la présence des matières fécales dans l'intestin. Si la constipation persiste longtemps, elle donnera lieu aux phénomènes plus ou moins affaiblis de l'obstruction intestinale.

Quand la constipation est habituelle, elle donne lieu à d'autres effets plus éloignés, et spécialement à la stase du sang dans les vaisseaux du rectum, de la vessie et de l'utérus, prédispose ainsi aux hémorrhoïdes, aux pertes utérines, aux flueurs blanches, à l'hématurie et au catarrhe de la vsssie. (Chomel, Dictionnaire de médecine.)

D'après le Dr Martineau (Dictionnaire de médecine et de chirurgie pratiques), le plus souvent les individus constipés éprouvent quelques coliques, un peu de malaise et de tension de l'abdomen, un peu de céphalalgie avec chaleur de la tête et du visage, injection des conjonctives, vertiges. La langue est blanche, la bouche pâteuse, l'appétit diminue ; la salive serait acide et visqueuse. Lorsque le besoin d'une évacuation se manifeste, le malade fait des efforts expulsifs violents ; ceux-ci sont suivis de l'expulsion de matières dures, petites, ovillées, et un état de malaise suit ces efforts. L'orifice anal est distendu, quelquefois excorié, et un petit écoulement sanguinolent survient. La constipation persistante facilite la formation de hernies à la suite des efforts violents que fait le malade pour aller à la selle. (Article *Constipation, loco citato.*)

D'après les expériences de Chalvet, il faudrait croire que les matières, trop longtemps retenues dans le gros intestin, dégagent incessamment des principes septiques qui sont absorbés et sont la cause de la dyspepsie, l'état de malaise et les frissons erratiques qui tourmentent les personnes constipées.

M. Villemin signale la péritonite comme une conséquence possible de la constipation, soit qu'elle survienne par perforation ou par propagation du processus inflammatoire.

Les matières stercorales accumulées exercent une compression dans leur voisinage, elles gênent la circulation veineuse de l'abdomen et occasionnent de la sorte un état congestif des veines hémorrhoïdaires et utérines, et même des veines des membres inférieurs. Il survient des engorgements de l'utérus qui favorisent les déviations de cet organe. La pression des matières fécales sur les vésicules séminales provoque, chez certains sujets, de la spermatorrhée avec ses suites physiques et morales. On observe de la cystite du col avec dysurie ; certaines leucorrhées, chez la femme, semblent être provoquées et entretenues par un état de constipation habituelle. Enfin la compression des veines iliaques, des plexus sacré et sciatique par les amas stercoraux, peut donner lieu à de l'œdème péri-malléolaire, à des douleurs sciatiques et même quelquefois à un certain degré de paralysie des membres inférieurs.

Outre ces effets directs, locaux et pour ainsi dire mécaniques, la constipation en produit d'autres, éloignés et secondaires. Ce sont des troubles de la digestion, de l'inappétence, de la céphalalgie, du vertige, de l'insomnie, des congestions de la tête, des bourdonnements d'oreille. Le caractère devient irritable et triste, la sensibilité générale s'exalte et l'on voit survenir la mélancolie hypochondriaque. Les digestions devenant de plus en plus lentes et pénibles, la nutrition s'altère profondément.

Les efforts auxquels sont obligés de se livrer les individus constipés peuvent occasionner des ruptures vasculaires, chez les vieillards surtout dont les vaisseaux, plus ou moins altérés, ont une résistance amoindrie. Ils favorisent aussi le prolapsus du rectum, de l'utérus et du vagin. (Villemin. Dictionnaire, *loco citato.*)

Les complications qu'entraîne la constipation sont donc de deux ordres : troubles locaux d'une part, troubles généraux de l'autre. Dans le cas particulier qui nous occupe, c'est-à-dire dans la constipation de cause génito-urinaire, les accidents ne comportent pas moins de gravité. Au point de vue de la santé générale, le danger reste le même : de plus, en raison même de la présence d'une lésion génito-urinaire préexistante, et par suite des connexions de contiguïté, qui peuvent exister entre l'organe affecté et le rectum, le contre-coup pathologique que ce dernier pourra exercer sur des organes déjà malades sera tout à la fois plus facile et plus fâcheux. La surdistension du rectum par les matières fécales, provoquant la stase du sang dans les organes du petit bassin, pourra engendrer la stagnation urineuse, la rétention d'urine, le catarrhe de la vessie, la cystite et les hémorrhoïdes vésicales : du côté de la prostate et des vésicules séminales, il faudra également craindre l'inflammation aiguë et subaiguë de ces glandes, la prostatorrhée et la spermatorrhée. Chez la femme, on pourra voir survenir la congestion et l'engorgement de l'utérus, dans quelques cas, la rétroversion de cet organe, la métrorrhagie, et, le plus souvent, le catarrhe ou la leucorrhée utérine.

Quant à la valeur pronostique de la constipation

daus les maladies des voies génito-urinaires, elle découle des dangers qu'elle fait courir par elle-même, et des complications inhérentes aux diverses affections qu'elle provoque. Il faut donc, dans toutes les maladies de l'appareil génito-urinaire, surveiller attentivement le fonctionnement régulier de l'intestin; car la constipation qui peut survenir entretient toujours la lésion primitive si elle n'en provoque pas de nouvelles.

TRAITEMENT.

La fréquence de la constipation dans les maladies des voies génito-urinaires, la gravité des complications qu'elle comporte dans chaque cas particulier, devaient appeler l'attention des praticiens sur la nécessité d'un traitement salutaire et efficace. Cette préoccupation s'affirme d'une façon bien évidente dans tous les traités de thérapeutique de l'appareil urinaire, et si, parfois, l'on croit remarquer chez les auteurs une certaine divergence d'opinions, il est facile de reconnaître que la contradiction n'est qu'apparente : tous proclament la nécessité d'une exonération intestinale régulière; le choix du purgatif ou du laxatif reste seul en litige. Civiale, Voillemier, Mercier, Guyon, Amussat, Reliquet, insistent tous, dans leurs traités de pathologie spéciale ou dans leur enseignement clinique, sur la nécessité absolue de surveiller l'état du rectum dans tous les cas de lésion du côté des organes urinaires. Notre excellent confrère et ami le Dr Mallez, dont la compétence en ce qui touche les maladies de l'appareil urinaire est si justement appréciée, considère à bon droit l'exonération intestinale régulière comme l'une des indications capitales dans les affections de l'appareil urinaire.

« Je ne saurais trop insister, dit-il dans son excel-
« lent livre, sur la nécessité des évacuations alvines
« dans toutes les maladies de la vessie et de l'u-
« rèthre.

« La liberté du ventre en effet est la condition absolue
« d'un traitement efficace dans l'atonie vésicale, où la
« vessie se vide, surtout dans la défécation, par l'ac-
« tion des muscles de l'abdomen ; dans la prostatite
« aiguë et subaiguë, dans la prostatorrhée, que l'a-
« mas des matières fécales dans le rectum provoque
« et entretient toujours, par un rapport de voisi-
« nage ; dans les pertes séminales involontaires que
« produisent les garde-robes difficiles ; dans la blen-
« norrhée, beaucoup plus rebelle à tous les traite-
« ments chez les sujets habituellement constipés ;
« dans la gravelle et la goutte, dans lesquelles,
« comme nous l'avons déjà dit, les évacuations al-
« vines abondantes doivent toujours être recher-
« chées ; dans la cystite aiguë ou chronique, dans la
« néphrite et la résorption urineuse, et au moindre
« signe d'état saburral de la langue, qui s'observe si
« souvent après le catéthérisme le plus simple. L'a-
« bondance des purgatifs semble, au premier abord,
« rendre cette indication facile à remplir ; mais c'est

« à les éviter, au contraire, ou tout au moins à n'en
« user qu'avec une extrême réserve et dans quel-
« ques occasions seulement, que l'on doit s'atta-
« cher. »

Le purgatif violent, le purgatif drastique, ne saurait être employé ; il irrite trop vivement la muqueuse
intestinale, congestionne trop fortement le système
de la veine porte, et a de plus le tort grave de ne
produire qu'une action passagère. « Les purgatifs,
dit Trousseau, constituent un remède extrême, qui
doit être manié avec certaines précautions et beaucoup de prudence. Les purgatifs salins doivent être
exclus ; car ils ont une action rapide, presque instan-
tanée et fort peu durable ; après leur emploi, les
sécrétions intestinales, un instant exagérées, se ta-
rissent en quelque sorte, de la même manière que
l'application de certains sels rapides sur la membrane
muqueuse buccale, après avoir amené une abondante sécrétion de salive, laisse une sécheresse de la
bouche et une soif qui est en proportion de l'inten-
sité du premier effet produit. » (Trousseau, Cliniques
de l'Hôtel-Dieu.)

« Les purgatifs salins n'ont qu'une action mo-
mentanée et palliative, dit également M. Villemin ;
leur administration est habituellement suivie d'une
réaction constipante ; il ne faut donc pas compter
sur eux pour maintenir le ventre libre d'une façon
permanente. En général, la constipation qui survient
dans le cours d'une affection de l'appareil urinaire
ne saurait être combattue par les purgatifs vrais.
« Dans toute la pathologie urinaire, dit le Dr Mal-

« lez, nous ne voyons guère qu'une circonstance où
« les drastiques puissent être indiqués : c'est lorsque,
« après une manœuvre opératoire dans la vessie ou
« dans l'urèthre, une néphrite se déclarant et s'ac-
« compagnant d'anurie relative et de constipation
« opiniâtre, il y a indication formelle à vider complè-
« tement l'intestin et à congestionner les hémorrhoï-
« dales inférieures. »

Les chirurgiens anglais donnent toujours la pré-
férence aux ressources que fournit une hygiène bien
entendue et un régime rationnel. Ils cherchent surtout à se rapprocher des selles naturelles abondantes
et régulières, en tâtant pour ainsi dire la susceptibilité intestinale du malade, qui, on le sait, varie
avec chaque individu (Mallez, *Thérapeutique des maladies urinaires*). En France, la même méthode est
suivie depuis nombre d'années. C'est dans l'hygiène,
le régime et l'usage des laxatifs doux que le chirur-
gien va chercher ses premiers moyens d'action. Ils
sont loin toutefois d'être toujours suffisants, et c'est
alors qu'il convient d'appeler à son aide la médication hydriatique.

Il fut un temps où décrier les ressources hydromi-
nérales de notre pays et s'éprendre d'un bel enthou-
siasme, aussi ridicule que peu justifié d'ailleurs,
pour tout ce qui venait d'Outre-Rhin, était de bon
ton. Que n'a-t-on pas écrit sur l'eau de Friedrich-
sall (Allemagne du Nord), et pourtant que de mé-
comptes ? Combien peu elle mérite sa réputation,
nous dit le professeur Gubler. Nos malheurs nous
ont rendus plus réfléchis. Nous avons appris à étu-

dier ce qui se passait chez nous, et de l'étude raisonnée et impartiale des faits, est résultée pour tous cette conviction que les eaux minérales françaises, par leur variété, leur abondance et leur puissance, peuvent supporter avec avantage toutes comparaisons avec celles de l'Europe. Suivons donc l'utile et patriotique conseil du Dr Mallez : « Appliquons-nous enfin, nous dit-il si chaleureusement, à faire connaître les ressources médicales de notre France; elles ne sont sur aucun point inférieures à celles d'aucun autre pays, et nous en avons.dont il suffirait qu'on sût bien la portée pour leur voir bientôt acquérir une extrême importance. (*Thérapeutique de l'appareil urinaire.*)

Il n'entre pas dans le cadre de notre travail d'établir une comparaison entre les eaux minérales françaises et les eaux allemandes. Cette étude a déjà été faite d'une façon très-complète par M. Rotureau, dans son traité des eaux minérales, par notre ancien camarade d'internat et ami, M. Barrault dans la gazette des eaux, par MM. Durand-Fardel et Verjon à la société d'hydrologie médicale de Paris et par le savant professeur de thérapeutique de la faculté, M. Gubler. Nous avons dit plus haut que nous voulions simplement appeler l'attention des praticiens sur l'emploi d'un traitement sinon nouveau, du moins non suffisamment connu, pour combattre la constipation dans les maladies des voies génito-urinaires. Cette médication consiste dans l'emploi méthodique et raisonné de l'eau minérale naturelle d'Aulus (source Bacque). Répondant à un

3.

certain nombre d'indications spéciales qu'il sera nécessaire de réunir plus tard dans un travail d'ensemble, les eaux d'Aulus ont acquis, peu à peu et sans bruit, grâce à leurs remarquables propriétés diurétiques et dépuratives cette renommée de bon aloi, cette réputation légitime qui ne s'accorde qu'aux services rendus. Leurs effets laxatifs, obtenus surtout par l'emploi de la source Bacque, ne sont pas moins dignes d'intérêt et ne contribueront pas peu à leur faire accorder une place à part dans le groupe des eaux purgatives françaises. Bien d'autres avant nous, et des plus autorisés, ont été frappés de leur action remarquable dans le traitement de la constipation en général. M. Rotureau écrivait déjà en 1867 que les troubles morbides du tube digestif, qui réclament une purgation légère, non fatigante et soutenue, rentrent dans les indications de ces eaux ; que de plus, elles sont d'un puissant secours pour le médecin qui veut éloigner un raptus sanguin du cerveau ou de l'un des organes les plus nécessaires à la vie, qu'elles sont d'une activité incontestable et doivent occuper un rang distingué dans le cadre hydrologique. (Dictionnaire encyclopédique des sciences médicales.)

Le Dr Bordes Pagès dans un travail des plus intéressants publié en 1874 (*Du traitement des maladies syphilitiques par les eaux minérales d'Aulus*) déclare « que leurs principes minéralisateurs et médicinaux « mêlés à l'eau et réduits à un tel degré de ténuité « qu'ils n'en changent ni la couleur ni la saveur, « sont facilement acceptés et absorbés par l'estomac

« et les intestins. Ils se mêlent au sang, pénètrent
« dans tous les vaisseaux, dans tous les tissus, et
« arrivent ainsi jusqu'aux glandes excrétoires dont
« elles sollicitent et activent les fonctions. De là, des
« purgations abondantes, faciles, et surtout une
« énorme quantité d'urine que rendent les malades
« et qui semble dépasser parfois la quantité d'eau
« ingérée.

« Par ces évacuations diverses, urines, selles,
« sueurs, s'éliminent les principes morbides infec-
« tant la constitution entière. Ce qu'il y a de parti-
« culier aux eaux d'Aulus, c'est que ces purgations,
« ces excrétions urinaires, cette dépuration en un
« mot, se fait chaque jour d'une manière incessante,
« et sans la moindre secousse. Ni l'estomac, ni les
« intestins n'en sont fatigués et les digestions, au
« lieu d'en être troublées, n'en deviennent que plus
« actives, en sorte que tout en chassant du corps
« les anciens virus, il arrive que le sang, au moyen
« d'une nourriture mieux élaborée, se trouve refait
« et rajeuni et qu'il s'opère une sorte de rénovation
« des humeurs et des tissus. »

Le Dr L. Manini, étudiant ses effets sur la constipation qui accompagne la grossesse et persiste souvent après l'accouchement, conclut en disant qu'elle
régularise très-rapidement les fonctions de l'intestin, sans malaise d'aucune sorte : qu'elle n'a aucun
des inconvénients des drastiques et des purgatifs.
Elle rend en outre l'estomac plus actif, car elle

ravive l'appétit, à l'inverse des purgatifs salins qui laissent toujours après eux une espèce de lassitude et de paresse et semblent paralyser l'appétit (*Journal des sages-femmes. Août* 1874).

Dans un article consacré à nos eaux minérales purgatives (*Echo des villes d'eaux*, M. le Dr Macé signale surtout leur propriété laxative qui nous permet de cesser complètement d'être tributaires des eaux d'Outre-Rhin.

M. Durand-Fardel leur reconnaît une efficacité particulière dans le traitement de la goutte et de la gravelle, et dans ses savantes leçons de l'Ecole pratique il appelle les eaux d'Aulus, les eaux de Contrexéville du Midi.

Dans son rapport général à l'Académie de médecine de Paris, sur les eaux minérales, M. Laboulbène déclare que l'eau d'Aulus est un dépuratif puissant; que les personnes sujettes à une constipation habituelle éprouvent une action purgative douce, sans irritation, sans dégoût : au lieu de fatiguer l'appareil digestif, l'eau relève les forces et excite l'appétit. (Bullet. Académie de médecine.)

La voix non moins autorisée de M. A. Chevallier, membre de l'Académie de médecine, rappelait naguère encore leur efficacité hautement reconnue. « Elles purgent doucement, écrit-il, sans fatigue et sans irritation, et comme elles sont prises sans répugnance, en faisant cesser les dyspepsies de l'estomac et la paresse des organes digestifs, elles réveillent par cela même l'appétit et facilitent l'assimilation.

« Je ne saurais, du reste, fournir un argument plus péremptoire de la valeur thérapeutique des eaux d'Aulus, qu'en transcrivant l'opinion motivée de mon savant et illustre collègue de l'Académie, le Dr Ricord : « *Je prescris souvent les eaux d'Aulus et* « *je considère la source Bacque comme très-efficace dans* « *la goutte, la gravelle, les rhumatismes, la constipa-* « *tion.* »

(Journal d'hygiène, décembre 1876.)

Nous n'insisterons pas davantage sur les indications générales de l'eau d'Aulus. La haute valeur des citations que nous venons de rapporter est plus que suffisante pour la caractériser. Notre but aujourd'hui est d'attirer l'attention uniquement sur l'action de ces eaux dans le traitement de la constipation dans les maladies de l'appareil génito-urinaire. Nous ne donnerons qu'un petit nombre d'observations, ne voulant pas accorder trop de développements à cette étude déjà longue, et nous indiquerons rapidement le mode d'emploi dont nous avons retiré de nombreux bénéfices. Relater les démonstrations cliniques qui se sont présentées à nos yeux pouvait intéresser le médecin. Nous avons pensé, également, faire œuvre utile et profitable au malade. Cette conviction intime nous a conduit à ce travail.

Les eaux d'Aulus, à leur température native de 20°, sont douces, limpides, incolores et inodores. Leur goût, qui n'a rien de désagréable, laisse seulement une légère saveur difficile à caractériser.

Des expériences faites par M. Garrigou, il résulte

que leur degré d'alcalinité est représenté par 0,601 d'hydrate de chaux par litre.

L'analyse de M. Ossian, Henry, détermine ainsi les éléments minéralisateurs pour un litre (source Bacque) :

Sulfate de chaux	1,980
— de soude	0,100
— de magnésie	0,202
Bicarbonate de chaux	0,997
— de magnésie	0,043
Chlorures de calcium Sodium, magnésium	} 0,040
Oxyde de fer	0,011
Acide carbonique libre	0,1982

Au point de vue chimique, c'est donc une eau sulfatée calcique carbonique moyenne. A quel principe minéralisateur l'eau de la source Bacque doit-elle son effet curateur ? Nous hésitons à nous prononcer, car nous partageons volontiers l'opinion des médecins qui, appelés à juger de l'efficacité d'une eau minérale, basent leur sentence sur ses effets physiologiques et thérapeutiques plutôt que sur sa constitution chimique.

Nous préférons rappeler les sages conseils de M. le Dr James, Constantin (Guide pratique aux eaux minérales) : « Qu'il est extrêmement difficile d'expliquer le mécanisme précis de l'action des eaux, car cette action, déjà très-compliquée par elle-même, est soumise aux influences les plus variées. »

L'eau d'Aulus se juge par ses œuvres. Elle est, avant tout, un très-bon laxatif. Prise le matin à jeun, elle purge doucement, sans fatigue, et ne provoque pas de coliques. Nous croyons cependant qu'elle agit sur le foie d'une façon spéciale, ainsi que nous paraît l'expliquer la coloration brun verdâtre ou foncée des garde-robes et la sensation de légers picotements à l'anus. Augmentation de quantité dans la sécrétion de la bile et fluidité plus grande, n'est-ce pas là deux raisons physiologiques principales de la contractilité des parois de l'intestin?

Les sels alcalins, dit Frerichs (maladies des voies biliaires), doivent être administrés à doses très-diluées : sous cette forme, ils sont mieux supportés, et d'ailleurs, la grande quantité d'eau absorbée n'est pas sans importance, car en pénétrant dans la veine porte et en traversant le foie, elle excitera la sécrétion de la bile. Telle est, à notre sens, la raison des effets purgatifs de l'eau d'Aulus. L'exonération intestinale arrive sous l'influence de contractions plus vives, plus continues ; elle se fait en outre sans coliques, grâce à une hypersécrétion glandulaire modérément exagérée, qui vient lubréfier les parois intestinales et faciliter la progression et l'expulsion du résidu fécal.

L'action incontestable de la source Bacque, sur la sécrétion hépatique, devait également se faire sentir sur le système de la veine porte et par suite sur la circulation abdominale et générale.

Aussi, ne faut-il plus s'étonner si les fonctions intestinales, endormies par une hygiène peu sage ou engourdies par une lésion de voisinage, se réveillent et s'activent peu à peu par l'emploi méthodique de la source Bacque.

Les habitudes d'exonération une fois acquises, le rectum les conserve et démontre ainsi la continuité d'action de l'eau dont la dose peut alors être abaissée.

Comparativement à certaines eaux étrangères, elle a une action plus précise, moins irrégulière. Elle exonère l'intestin plus régulièrement, à doses plus exactes et sans s'accompagner de coliques. En outre, les divers sels de potasse, de soude, de chaux, de magnésie en font un composé aussi précieux qu'utile. Elle rend de plus des secours inespérés lorsqu'il faut agir sur les reins, car elle provoque une diurèse abondante qu'il est d'ailleurs facile de régler. En résumé, nous sommes convaincu que l'emploi, attentivement surveillé et réglé de l'eau de la source Bacque, est appelé à rendre de grands services dans le traitement de la constipation, liée à une lésion de l'appareil génito-urinaire.

Par ses effets physiologiques principaux, elle combat avantageusement la constipation, fait disparaître l'état dyspeptique engendré par cette dernière, stimule la circulation abdominale, augmente la sécrétion urinaire, excite l'appétit et par conséquent l'activité générale.

Le mode d'emploi doit être surveillé, car trop souvent des malades, au mépris des règles de toute hygiène et oublieux de leur propre intérêt, se croient obligés de boire beaucoup et souvent, convaincus que l'effet produit est en raison directe de la quantité ingérée.

Ces gens, qui tiennent tant à prendre de l'eau pour leur argent, éprouvent bientôt une grande fatigue d'estomac, s'accompagnant de dégoût pour la boisson, d'un sentiment de plénitude pénible, de lourdeur de tête ou de malaise général. Indigestion d'eau minérale, dyspepsie ou gastralgie consécutive et aggravation de l'affection primitive ; telles sont trop souvent les conséquences de ces exploits à la buvette. Il faut se souvenir, d'ailleurs, que l'eau que l'on digère bien produit seule de bons effets. Dans la pratique médicale, il est souvent utile de n'arriver que progressivement à un résultat et de commencer par une faible dose que l'on élève graduellement. C'est la méthode que nous suivons à Aulus, nous rappelant que les eaux naturelles ne purgent pas comme une préparation officinale : souvent elles ont besoin de deux ou trois jours pour opérer, et leur effet n'en est que plus salutaire et plus persistant.

La dose que nous avons adoptée est celle de 4 verres pris le matin à jeun, à dix minutes d'intervalle. Suivant la susceptibilité de chaque malade, nous élevons plus ou moins cette quantité ; 6 verres représentent environ un litre, et cette quantité est le plus souvent suffisante pour provoquer avant le déjeuner trois garde-robes bilieuses, abondantes, demi-molles. Une quatrième selle plus liquide, d'apparence plus jaune, se montre souvent après le

repas du matin. L'eau prise l'après-midi, dans l'intervalle des repas, produit surtout des effets diurétiques.

En résumé :

De l'étude que nous venons de faire et des observations nombreuses que nous avons recueillies, nous
croyons être en droit de conclure :

1° Que les lésions diverses des organes de l'appareil génito-urinaire en rapport avec le rectum s'accompagnent très-fréquemment de constipation. Les
raisons premières de cet accident résident dans
les rapports de voisinage et les connexions physiologiques et fonctionnelles qui existent entre le rectum d'une part et les organes du petit bassin de
l'autre.

2° Que cette constipation, effet de la lésion des
organes génito-urinaires, peut, par sa persistance,
être cause d'affections diverses de ces mêmes organes (atonie vésicale, stagnation urineuse, hémorrhoïdes vésicales, cystite prostatite aiguë et
subaiguë, prostatorrhée, spermatorrhée, etc...).

3° Que cette complication toujours fâcheuse augmente la durée de la maladie primitive, et ajoute
ses propres dangers à ceux de l'affection qui lui a
donné naissance.

4° Que le mode de traitement qui nous paraît le
mieux approprié est l'emploi méthodique de l'eau
d'Aulus (source Bacque).

OBSERVATION I. — *Catarrhe vésical chronique. —
Constipation opiniâtre.*

M...., 32 ans, voyageur de commerce, arrive à
Aulus (juillet 1876).

En décembre 1875 le malade contracte, à la suite
d'un refroidissement brusque, une cystite aiguë pour
laquelle il est resté longtemps alité et dont il indique très-bien tous les caractères. Malgré un traitement des mieux appropriés, l'affection n'a jamais
complètement disparu et depuis quatre mois environ
le malade se plaint d'un sentiment de gêne dans la
région hypogastrique et périnéale. Miction fréquente, peu abondante et légèrement douloureuse.
Urine nuageuse, à odeur ammoniacale, prononcée
dès qu'elle reste quelque temps au fond du vase. En
outre dépôt blanc grisâtre, d'apparence glaireuse.
A ces phénomènes est venu se joindre depuis un
mois environ un état de constipation habituelle.
M.... a remarqué que ses urines sont devenues depuis plus glaireuses. Il est d'ailleurs disposé à vivre
avec sa maladie urinaire et ne vient à Aulus que
pour guérir sa constipation.

Par le toucher rectal, aucune altération du côté
de la prostate.

Le cathétérisme pratiqué avec grand soin ne démontre ni rétrécissement uréthral, ni calcul urinaire.

Régime doux et léger, pas de boissons alcooliques.

Un bain quotidien de trois quarts d'heure de durée.

Quatre verres le matin (Source Bacque).

Le premier jour M.... n'a obtenu qu'une garde-robe ; mais les mictions sans être plus nombreuses ont été plus abondantes que d'habitude.

Dès le quatrième jour du traitement hydriatique, deux, trois selles bilieuses dans la matinée suivies d'une quatrième après le déjeuner. Disparition de la douleur périnéale. Mictions fréquentes et abondantes.

Après quinze jours de traitement (cinq verres) la constipation avait complétement disparu.

Exonération intestinales très-régulières et abondantes. Appétit réveillé. En outre l'urine ne laisse plus aucun dépôt et l'odeur ammoniacale a cessé.

Liquide clair, limpide, absolument privé de tout dépôt glaireux, réaction acide. M... ne se lève plus la nuit pour uriner.

Dix jours plus tard notre malade quitte Aulus débarrassé tout à la fois de sa constipation et de son catarrhe vésical.

OBSERVATION II. — *Prostatite subaiguë. — Constipation habituelle.*

B..., 33 ans, professeur, a eu plusieurs uréthrites. La dernière survenue en 1875 a été traitée pendant la période d'état par les balsamiques à haute dose. Disparition de l'écoulement pendant deux mois. Depuis ce moment le moindre excès de fatigue ou

de table fait reparaître un petit écoulement survenant surtout après la miction ou lorsque le malade
se présente à la garde-robe. L'observation de ce fait
a porté le malade à modifier insensiblement son hygiène et son régime ; peu ou pas d'exercice. Evite
de se présenter à la selle.

Peu à peu la constipation s'est établie et B....
va à la garde-robe une fois à peine en trois
jours.

Arrive à Aulus, juillet 1876. Facies empreint de
tristesse ; un peu d'hypochondrie, pas d'inflammation des lèvres du méat, pas d'écoulement. L'écoulement, nous dit B..., apparaît après la sortie de
l'urine ou pendant la défécation, peu abondant d'ailleurs ; pesanteur au périnée et à l'anus, mictions
plus fréquentes, incomplètes : quelques gouttes restent en chemin, sentiment de chaleur dans le canal;
puis écoulement d'un liquide blanc, visqueux, parfois d'une certaine quantité de matière grenue et
blanchâtre. Par le toucher rectal nous constatons
une légère augmentation de volume de la portion
prérectale de la prostate, douloureuse à la pression
et provoquons un suintement uréthral, louche, visqueux, sans odeur spermatique. En outre distension
considérable de l'ampoule rectale et hémorrhoïdes
internes. Les vésicules séminales paraissent saines.

Les commémoratifs de même que les caractères
objectifs et subjectifs ne pouvaient que nous faire
songer à une prostatite subaigüe, causée par une
blennorrhagie et entretenue par l'état de constipation habituelle; de plus la présence d'hémorrhoïdes

nous faisait penser que des troubles analogues devaient exister dans les plexus veineux de la prostate. Les accidents aigus étant calmés : nous prescrivons au malade : bromure de potassium 4 grammes par jour ; (source Bacque six verres). Douche sur région périnéale et bain quotidien.

Ce traitement est exactement suivi pendant huit jours.

L'action laxative de l'eau ne s'est bien manifestée que dès le troisième jour. Dans l'intervalle persistance du sentiment de chaleur dans le canal, et pesanteur rectale. Emission de liquide prostatique peu ou pas modifiée. Aspect plus clair de l'urine.

Cinq jours plus tard, apparition sur le côté droit de l'anus d'une hémorrhoïde externe, qui se rompt dès le lendemain (sept verrées.)

L'écoulement de sang persiste modéré pendant deux jours. Dès ce moment la santé de B... s'améliore d'une façon remarquable. Disparition de la pesanteur rectale. Miction fréquente, non douloureuse, complète disparition de la matière grumeleuse.

B... quitte Aulus quinze jours plus tard. L'amélioration a toujours persisté, l'exonération intestinale se faisant d'une façon très-régulière.

Au mois de novembre 1876, B... nous écrivait pour nous annoncer la persistance de la guérison. Toutefois il est bon d'ajouter qu'avant son départ nous avions constaté en pratiquant le toucher rectal une notable diminution du volume de la prostate (partie prérectale). B... depuis son départ a continué l'usage de la source Bacque (2 verres au moment du coucher et 2 au lever).

OBSERVATION III. — *Spermatorrhée due à une constipation opiniâtre.*

H..., 26 ans, a eu jusqu'à 23 ans des habitudes déplorables d'onanisme; pas de blennorrhagie, pas d'orchite. Il y a deux ans troubles digestifs suivis d'une constipation habituelle : le malade n'allait à la garde-robe que tous les deux ou trois jours. A ce moment fréquentes pollutions la nuit avec érection et sentiment de plaisir; depuis six mois le malade, qui s'est soumis lui-même à un traitement tonique dont les ferrugineux forment la base, remarque que sa constipation a augmenté et que de plus il rend souvent dans les derniers efforts de défécation une certaine quantité de sperme qui s'écoule naturellement sans provoquer la moindre sensation. Ce liquide filant, visqueux, onctueux, d'apparence louche, ne paraît pas avoir d'odeur spéciale. H... nous dit avoir perdu beaucoup de ses forces : son appétit a disparu. Quelques vertiges, céphalée habituelle. Depuis un mois son état s'est aggravé et aujourd'hui il ne se présente à la garde-robe qu'avec effroi, car l'écoulement spermatique apparaît après chaque exonération intestinale; celles-ci d'ailleurs sont rares et toujours très-difficiles.

En pratiquant le toucher rectal nous constatons une dilatation considérable du rectum; pas d'augmentation de volume de la prostate. Les vésicules séminales sont plus volumineuses qu'à l'état normal, dures et douloureuses au toucher. Une pression légère détermine dans le canal une espèce de frottement particulier; l'urine presque aussitôt présente quelques parties visqueuses, gluantes, épaisses, grumeleuses semblables à des grains de semoule.

Comme phénomènes généraux, perte d'appétit; anémie considérable, insomnie, hypochondrie, pas de douleur hypogastrique ou périnéale. — Six verres (source Bacque); douche périnéale; bain quotidien demi-tiède.

La purgation ne s'est manifestée que le second jour du traitement (2 selles bilieuses demi-molles dans la matinée).

Dans la soirée troisième garde robe. — Rien à signaler.

L'effet laxatif s'est confirmé les jours suivants (même dose). — Appétit réveillé; sommeil bon. Après dix jours de traitement, H... est heureux de constater qu'il ne rend plus de liquide spermatique en allant à la garde-robe. Trois pollutions sont survenues la nuit et la dernière avec sentiment de plaisir et érection.

La dose élevée à huit verres pris le matin à jeun procure trois selles dans la matinée, sans fatigue ni coliques. — Les pertes séminales n'ont plus lieu, après un traitement d'une durée de vingt-six jours. H... quitte Aulus ayant recouvré une partie de ses forces, n'ayant plus de pollutions, le ventre entièrement libre. Les érections se montrent d'une façon à peu près normale et ne sont suivies d'aucune émission spermatique involontaire.

H... continue chez lui le traitement hydrominéral. Au mois de novembre nous apprenons que l'amélioration persistait.

Observation IV. — *Catarrhe vésical provoqué par un état de constipation habituelle.*

M. G..., âgé de 57 ans, a contracté peu à peu, par suite des nécessités de sa profession de notaire, la mauvaise habitude de résister à satisfaire certains besoins naturels. De plus, il fait peu d'exercice et suit depuis longtemps un régime très-animalisé. Ces diverses causes ont amené insensiblement un état de constipation qui a longtemps persisté sans troubles graves. Depuis un an G... ressent un peu de gêne à la région hypogastrique; miction plus fréquente. Ne s'est d'ailleurs jamais alité. — Insensiblement émission plus fréquente et moins abondante d'une urine un peu nuageuse, avec filaments et dépôt blanc grisâtre. Odeur ammoniacale. Légère chaleur en urinant.

G... arrive à Aulus (août 1876). Depuis deux jours pas de garde-robe. (Traitement. Source Bacque.) Pas de névralgie du col. Pas de rétrécissement. Pas de calculs. Légère hypertrophie de la prostate et surdistension rectale.

L'eau ne produit un effet laxatif marqué que le troisième jour du traitement. (Deux selles bilieuses le matin.) Miction moins incomplète.

4.

Six jours plus tard, fonctions intestinales mieux régularisées. Pas de coliques. Réveil de l'appétit. L'urine s'éclaire un peu. Odeur moins fétide. Dépôt peu abondant, moins louche. Miction moins fréquente et moins sensible.

La dose d'eau n'est point élevée, amélioration persistante (22 août). Ne se lève plus la nuit pour uriner. Au toucher l'ampoule rectale semble moins distendue que précédemment.

A la fin du mois G... quitte Aulus. L'amélioration a toujours persisté et aujourd'hui les urines sont moins alcalines et moins fétides. Pas de dépôt glaireux ou filamenteux, pas de gêne hypogastrique. Un peu de chaleur cependant dans le trajet du canal.

OBSERVATION V. — *Leucorrhée utérine. — Constipation habituelle.*

Mme D..., âgée de 25 ans, a toujours habité une grande ville du Midi. Blonde, lymphatique, a toujours joui d'une bonne santé relative, pas de maladie antérieure, pas de grossesse. Il y a cinq ans Mme D... remarqua que l'apparition des règles, d'ailleurs régulières, était précédée et suivie pendant deux à trois jours d'un écoulement blanc très-abondant. Dans l'intervalle des menstrues, léger suintement muqueux. Un traitement tonique et ferrugineux suivi pendant un an a amené peu à peu un état de constipation habituelle. Depuis ce moment les pertes blanches ont augmenté d'une façon très-notable : écoulement aqueux incessant ne diminuant que lorsque les garde-robes deviennent et plus faciles et plus fréquentes. Lorsque Mme D... arrive à Aulus, elles nous présente un aspect languissant ; elle est pâle, un peu amaigrie : chairs molles et flasques. Quelques troubles dyspeptiques. Borborygmes. Céphalalgie habituelle et un peu d'éréthisme nerveux. Dans un examen spécial nous ne découvrons aucune lésion soit sur le vagin soit sur le col. Pas d'érosion de l'orifice cervical qui laisse s'échapper en assez grande quantité une sérosité louche, d'apparence albumineuse, filante, visqueuse ; muqueuse vaginale rose pâle, sans trace d'altération. L'écoulement n'a point l'aspect purulent : il tache le linge en gris sale et lui donne un peu de consistance empesée. — Pas d'hypertrophie du corps de l'utérus. Amas de matières stercorales dans le rectum.

Nous prescrivons à Mme D... l'usage de la source Bacque (six verres le matin). Un bain tous les deux jours, de l'exercice en plein air et nous faisons cesser l'emploi des préparations ferrugineuses.

Après quinze jours de traitement l'amélioration était des plus manifestes. Mme D... va à la garde-robe deux fois par jour ; les fonctions intestinales se sont peu à peu rétablies. Appétit réveillé. L'écoulement muqueux a beaucoup diminué. Mme D... n'est plus obligée de se garnir.

Notre malade est restée encore quinze jours à Aulus. Dans cet intervalle les règles sont survenues régulières, abondantes, non douloureuses : pas de pertes blanches annonçant leur retour.

L'état général est devenu excellent. Mme D... ne se sent plus aussi nerveuse.

Fonctions intestinales très-bien régularisées et cessation complète des pertes blanches qui duraient très-abondantes depuis deux ans.

OBSERVATION VI. — *Prostatorrhée causée par la surdistension du rectum. — Constipation habituelle.*

M. N..., âgé de 28 ans, voyageur de commerce, a eu de 18 à 23 ans deux blennorrhagies qui, traitées par les balsamiques, ont disparu sans laisser de restes.

Bonne santé habituelle. Abuse un peu des plaisirs de la table. Les exigences de sa profession obligent M. N... à voyager la plus grande partie de l'année, et depuis longtemps le malade a remarqué que les courses en voiture ou en chemin de fer avaient pour résultat certain de le constiper. L'observatiou d'un régime trop animalisé et l'habitude de résister parfois au besoin ont encore aggravé cette tendance.

La constipation s'est établie depuis longtemps, et il y a sept mois, N... a remarqué que dans les efforts pénibles de défécation, il perdait par l'urèthre un peu de liquide blanc, grisâtre, filant, visqueux. Les désirs vénériens accompagnés d'érection n'ont été cependant modifiés en rien et l'éjaculation reste normale. Cet état s'est peu à peu aggravé, et lorsque le malade arrive à Aulus (août 1876), il nous présente les phénomènes suivants : douleur sourde, vague au périnée, — miction gênée et besoin d'uriner fréquent. — Pas de rétention d'urine : celle-ci est un peu trouble. Après les efforts de défécation principalement, écoulement ou mieux suintement d'un liquide visqueux, filant, adhérant aux lèvres du méat, d'aspect blanchâtre, tachant le linge en gris sale. Aujourd'hui, les désirs de rapprochement sont bien affaiblis, et lorsque le malade cède au besoin, l'acte s'accomplit moins bien, et, de plus, après l'éjaculation, l'écoulement glaireux est plus prononcé. Au toucher rectal, nous constatons un amas stercoral considérable dans l'ampoule rectale. La prostate est douloureuse à la pression et augmentée de volume (portion prérectale). Par la pression, écoulement d'un peu de liquide prostatique. Le cathéthérisme est un peu douloureux; pas de rétrécissement de l'urèthre. Nous prescrivons sur le périnée une onction tous les soirs, avec la pommade belladonée; un bain quotidien et six verres (source Bacque).

Huit jours plus tard, N... nous apprend qu'il a tous les matins deux garde-robes abondantes, bilieuses, sans douleur ni coliques. La miction se fait mieux : sentiment de chaleur dans la partie profonde du canal; diminution dans l'écoulement du liquide prostatique.

Le 22 août, l'amélioration persiste avec les mêmes caractères. Depuis cinq jours, le malade ne rend plus de liquide. La douleur périnéale a cessé.

Le 4 septembre, le malade quitte Aulus. L'exonération intestinale se fait dans d'excellentes conditions, et depuis le 17 août le malade n'a plus vu de liquide glaireux : la prostate nous paraît sensiblement diminuée de volume.

OBSERVATION VII. — *Cystite chronique succédant à une cystite aiguë et s'accompagnant de constipation.*

D..., âgé de 27 ans, arrive à Aulus le 23 août. Jeune homme fort, bien constitué; pas de maladie antérieure. Il y a six mois, à la suite d'un refroidissement subit et d'un excès alcoolique, une cystite aiguë se déclare. Obligé de s'aliter, D..., malgré un traitemeut approprié, n'a jamais été complètement guéri. Les phénomènes graves se sont peu à peu apaisés ; mais aujourd'hui encore D... est dans l'état suivant : miction fréquente, pénible, douloureuse, non complète. Sentiment de gêne à la région hypogastrique. Contractions vésicales douloureuses, surtout après le repas. Les urines laissent déposer au fond du vase une espèce de sédiment glaireux, blanc grisâtre. Réaction alcaline ; picotement dans le canal.

D... est obligé de se lever plusieurs fois par nuit. En outre, les fonctions digestives se sont peu à peu altérées et une constipation opiniâtre s'est établie. Au toucher, pas d'altération de la prostate.

Prescription : six verres (source Bacque), augmentés d'un tous les trois jours. Bain quotidien.

Après quelques jours de ce traitement, amélioration très-notable. D... a deux selles quotidiennes ;
de plus, la miction est devenue très-fréquente, mais
également abondante. Peu de picotement ; pas de
douleur à l'hypogastre. La diurèse, d'abord considérable, a bientôt diminué, et D... alors a obtenu une
véritable purgation (7 septembre). Les urines sont
claires, ne contiennent plus de dépôt, et le malade
ne se lève plus que deux fois la nuit.

Cette amélioration a persisté pendant toute la durée du séjour de D..., et le 19 septembre, il quittait
Aulus entièrement rétabli.

*A nos observations personnelles nous joignons trois
faits intéressants recueillis et publiés par le Dr L. Manini (août 1874).*

OBSERVATION VIII. — *Constipation opiniâtre datant
de plusieurs années ; impuissance des médications
habituelles ; guérison par l'eau d'Aulus.*

Madame X..., avenue Montaigne, 54 ans, femme
brune, assez forte, nerveuse, est tourmentée depuis
plusieurs années par une constipation opiniâtre qui
détermine des douleurs violentes dans la région des
reins, des douleurs abdominales accompagnées d'irritation de la vessie, d'inappétence, malaises gastriques et céphalalgie. Les purgatifs salins, les
drastiques, le tamar indien, l'eau de Pullna, les
lavements, etc....., essayés tour à tour, ont d'abord

produit quelque effet : pas d'amélioration sensible aujourd'hui.

Madame X... est soumise à l'usage de l'eau d'Aulus ; une bouteille par jour, à savoir un verre le matin à jeun, un verre le soir en se couchant et le restant de la bouteille pendant les repas, mélangée au vin.

Les quatre premiers jours du traitement, pas de succès. Le cinquième jour seulement résultat satisfaisant. A partir de ce jour les fonctions intestinales se régularisèrent insensiblement et bientôt Madame X... eut des garde-robes quotidiennes en ne buvant de l'eau d'Aulus qu'au moment des repas.

En mai 1874, Madame X... fut atteinte d'une pneumonie double qui la retint au lit pendant deux mois, l'eau d'Aulus fut suspendue. Le séjour au lit et les potions à l'extrait de quiquina amenèrent bientôt de la constipation qu'il fallut de nouveau combattre par le même moyen. Sous son influence, les garde-robes se régularisent, et Madame X... qui était cependant soumise à un régime extrêmement tonique, disposant par conséquent à la constipation, n'a plus à constater d'interruption dans les fonctions régulières des intestins. (Dr L. Manini.)

Observation IX. — *Constipation pendant la grossesse et après l'accouchement guérie par l'eau d'Aulus.*

Madame C..., boulevard Magenta, jeune femme de 20 ans, blonde, très-lymphatique, a une grossesse datant de sept mois. Elle se plaint d'une constipation violente qui dure depuis six jours et contre laquelle elle a essayé vainement de l'usage de lavements variés. Cette constipation provoque des douleurs abdominales vives, une paresse gastrique très-marquée et une lassitude générale. Malgré ses prières je refusai d'administrer un purgatif qu'elle sollicitait, et, lui faisant comprendre les dangers pouvant résulter dans sa situation de l'administration d'un purgatif énergique, je la soumis à l'usage de l'eau d'Aulus. Trois jours plus tard je revis Madame C... qui m'annonça avoir obtenu un heureux résultat. L'usage de l'eau d'Aulus fut continué jusqu'au moment de l'accouchement.

Un instant supprimée, l'eau d'Aulus fut reprise huit jours après l'accouchement; il y avait en ce moment un état de constipation très-caractérisé. Bien que Madame C... allaitât elle-même son enfant, je ne craignis pas de la remettre à l'usage de l'eau minérale, qui n'eut aucune action nuisible sur la sécrétion lactée et qui régularisa bientôt les fonctions intestinales. (Dr L. MANINI.)

OBSERVATION X. — *Constipation pendant la grossesse et après l'accouchement guérie par l'usage de l'eau d'Aulus.*

Madame L..., rue Buffon, belle personne de 26 ans, forte, brune, atteinte d'une rétroversion utérine, devient enceinte (septembre 1873). Les premiers mois de la grossesse furent pénibles : douleurs utérines violentes, s'exagérant par la marche, état de constipation grave. A deux reprises les douleurs utérines l'obligèrent à s'aliter.

En janvier malaise général et embarras manifeste de l'estomac déterminé par la constipation. Des lavements de différente nature n'avaient procuré aucun résultat. Les douleurs utérines qui s'étaient montrées de nouveau cédèrent au repos au lit et à l'emploi des calmants et des lavements laudanisés. Pour combattre la constipation, j'engageai Madame L... à boire de l'eau d'Aulus pendant ses repas, et à en prendre un verre le soir et un verre le matin à jeun. Sous cette action, les digestions se régularisèrent, la paresse gastrique alla en diminuant et les fonctions intestinales se firent régulièrement : dès le troisième jour de l'usage de l'eau d'Aulus, la constipation cessa. Madame L... n'a jamais éprouvé la moindre colique, la moindre douleur pendant tout le temps qu'elle a fait usage de cette eau, et les garde-robes sont devenues quotidiennes.

A l'époque de l'accouchement, l'eau minérale fut suspendue pendant une période de plusieurs jours ; le séjour au lit ayant ramené l'état de constipation, Madame L... en reprit l'usage aux repas ; elle obtint aussitôt le résultat désiré ; garde-robes quotidiennes. Madame L..., qui nourrit, a beaucoup de lait et son enfant se développe admirablement. Malgré l'usage habituel de l'eau d'Aulus, il n'y a pas eu un seul instant de coliques chez l'enfant, et la sécrétion lactée n'en a jamais ressenti la moindre influence mauvaise. (Dᵣ L. MANINI.)

PARIS. — TYPOGRAPHIE A. PARENT,
rue Monsieur-le-Prince, 29-31.